AF309872

Ouvrage publié par les soins du Syndicat thermal.

Le Mont-Dore

(AUVERGNE)

---*---

Notice Médicale et Pittoresque

---*---

PUBLICATIONS ARTISTIQUES
DE L'ALBUM ILLUSTRÉ DES VILLES D'EAUX ET DE BAINS DE MER
54, Rue Saint-Lazare, Paris

Œembres du Syndicat Thermal du Œont-Dore

M. J. CHABAUD, Concessionnaire de l'Etablissement thermal, Président d'honneur

CORPS MÉDICAL

MM. DE BRINON
CAZALIS
CHABORY
EMOND
GUÉRIN DE SOSSIONDO

MM. JEANNEL
JOAL
ALFRED MASCAREL
JULES MASCAREL
MONTCORGÉ

MM. NICOLAS
PERCEPIED
SCHLEMMER
SERRE

MAITRES D'HOTEL ET NÉGOCIANTS

BARADUC	*Pharmacien.*
BARDET (V*ve*)	*Grand Hôtel, Hôtel Bardet,* Villa Ramade, Villa Jolie.
BAUDONNAT	*Hôtel Central,* Boucherie modèle.
BOISSON	*Epicerie, Comestibles.*
BELLON Gabriel	*Nouvel Hôtel, Grand Hôtel de la Poste,* Villa Bonjean, Villa Bellon.
CHABORY Léon	*Grands Hôtels de Paris et du Parc,* Chalet du Casino, Villa du Parc, Villa des Pacheix, Villa rustique.
COHADON Jules	*Hôtel de la Paix,* Splendid'Villa.
CONSTANTIN DE FALVARD	*Grand Hôtel du Nord.*
DELPY-RENOUX	Pension de famille, *Maison meublée.*
DUFAU et HENRY	*Messageries,* Landaus pour Voyages et Excursions.
GIRAUDON	Villa du Funiculaire.
LAROCHE	*Hôtel de Lyon et des Bains.*
LATRU (V*ve*)	*Maison meublée, Epicerie,* Comestibles, Mercerie.
POUPON	*Bijoutier-Joaillier.*
ROLLAND (M*me*)	Villa de la Dore.
RAMADE Jacques	*Hôtel Ramade aîné*
SARCIRON-RAINALDY	*Hôtel Sarciron-Rainaldy* (anciennement Chabaury aîné), Villa des Pics, Villa Vigerie, Villa des Bains, Villa Chabaury.
THÉLIDON-MABRU	*Hôtel de Londres, Maison meublée,* Pension de famille.
VILLEDIEU-GARRAND (V*ve*).	*Maison meublée,* Pension de famille.

LE MONT-DORE

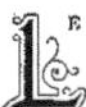 E Mont-Dore est situé à une altitude de 1050 mètres vers la pointe sud-ouest du département du Puy-de-Dôme, dans une vallée boisée, entre des montagnes de 1400 à 1800 mètres et qui se trouve fermée au sud par le Pic du Sancy (1886ᵐ), où la Dordogne prend sa source. Grâce à sa situation et à ses eaux, le Mont-Dore offre aux baigneurs le double avantage de la cure thermale et de la cure d'air combinées.

L'Établissement Thermal

Utilisées par les Gaulois, dont on a retrouvé les piscines primitives, puis par les Romains, qui élevèrent un Établissement grandiose dont on a découvert les imposants vestiges, les Eaux du Mont-Dore furent délaissées pendant le moyen âge.

Ces Thermes avaient été tirés de l'oubli par les écrits de J. Blanc en 1605 et restaurés plusieurs fois avant la Révolution lorsque Michel Bertrand publia, en 1810, ses fameuses *Recherches*, attira les malades de tous les points de la France et fit entrer dans une nouvelle ère de prospérité la Station, qui, depuis, n'a fait que s'accroître.

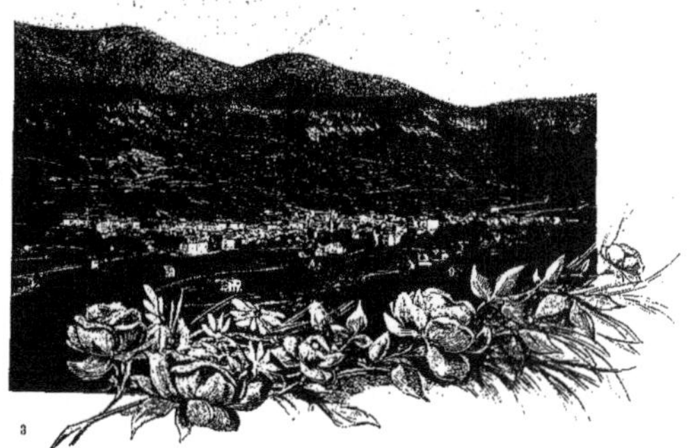

VUE DU MONT-DORE ET DES MONTAGNES DE L'ANGLE.

L'Établissement thermal comprend deux bâtiments reliés par une passerelle couverte : l'ancien Établissement des vapeurs et le Grand Établissement, reconstruit presque en entier en 1890, lorsque M. Chabaud prit pour la seconde fois la concession des eaux, sur les plans et sous la direction de M. Camut, architecte.

C'est un monument remarquable, tant par ses vastes proportions que par l'harmonie de ses lignes. L'air et la lumière y circulent largement, et tout y a été conçu et exécuté d'après les lois les plus rigoureuses de l'hygiène moderne.

Le marbre, les grès vernissés, les faïences émaillées employées pour les revêtements, les dalles ou la mosaïque employées pour le pavage, permettent les lavages à grande eau qui se font chaque jour, après le service, les balayages à sec étant proscrits ; ainsi est assurée, par une propreté méticuleuse, l'asepsie parfaite de cet Établissement modèle.

Les Eaux émergent du sol par douze sources différentes, mais généralement très proches. Elles sont bicarbonatées faibles, arsénicales et ferrugineuses, et sourdent en bouillonnant, à cause des dégagements abondants de gaz acide carbonique mêlé à de l'azote et à de l'oxygène, et qui déposent dans les vasques une pellicule irisée et onctueuse constituée essentiellement par des composés de fer et de silice. Leur température varie, selon les griffons, entre 40° et 47° ; leur débit total, en vingt-quatre heures, est de 944,584 litres (sans tenir compte de la source froide Sainte-Marguerite) ; le baigneur boit l'eau à l'émergence même de la source, alors qu'elle est chargée de tous les principes minéraux et gazeux.

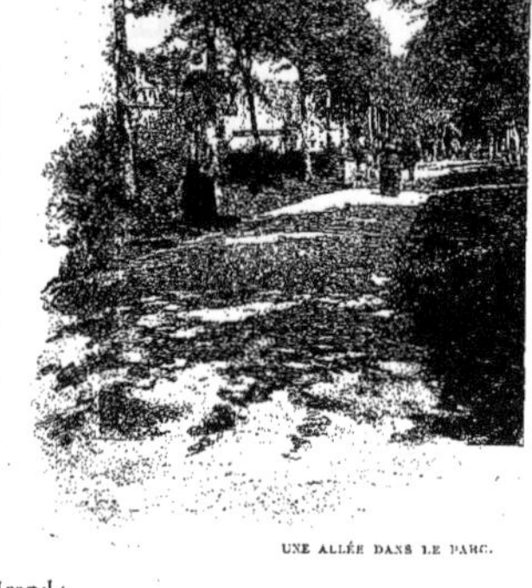

Les différentes sources sont :

1° Source Madeleine ;
2° Source Bardon ou des Chanteurs ;
3° Source César et Caroline ;
4° Source Saint-Jean ou du Pavillon ;
5° Source Ramond ;
6° Source Rigny ;
7° Source du Panthéon ;
8° Source Pigeon ;
9° Source Boyer ;
10° Source Chazerat ;
11° Source Bertrand ;
12° Enfin la Source Sainte-Marguerite, froide, acidulée et gazeuse, qui ne fait pas partie du même régime que les autres.

A voir dans le nouvel Établissement : les grands halls du rez-de-chaussée, les captages romains des puits Ramond et Rigny, la superbe source des Chanteurs, puis les deux beaux escaliers ajourés qui conduisent au premier étage, à la Salle des Pas-Perdus, immense nef dont les voûtes sont soutenues par de magnifiques colonnes. A visiter enfin les bains du Pavillon et la source César.

L'installation balnéaire du Mont-Dore se compose actuellement de :

24 cabinets de luxe (*bains, douches, inhalations, pulvérisations*);
20 cabinets de 1re classe (*bains et douches*);
36 cabinets de 2e classe (*bains et douches*);
14 cabinets de 2e classe (*bains*);

17 cabinets de bains hyperthermaux;
46 douches nasales;
20 cabinets de douches de vapeur;
133 bains de pieds.

Des piscines, des cabinets de bains et douches, des salles d'inhalation et de pulvérisation sont en outre à la disposition des baigneurs de 3e classe et des malades hospitalisés.

L'Hospice thermal, dont le service est assuré par les Médecins de la Station et par les Sœurs du Bon Pasteur, contient, dans un vaste bâtiment, admirablement exposé et très largement aéré, une centaine de lits, consacrés par séries de 15 jours (du 15 au 30 juin, du 15 au 30 août, du 1er au 15 septembre) aux malades indigents du département, et se trouve situé près de la Station thermale, sur la route du Queureuilh.

Les Bains Hyperthermaux

La caractéristique du traitement du Mont-Dore, outre les aspirations, consiste dans l'administration de bains pris dans l'eau naissante, dans des cuves établies sur les griffons mêmes des sources, à une température de 40° à 46°. Ce mode de thérapeutique thermale, d'un effet si puissant, n'est employé qu'au Mont-Dore, qui doit une grande partie de sa réputation aux Bains du Pavillon ou de Saint-Jean.

Les Salles d'Aspiration et de Pulvérisation

Au nombre de trente, couvrant une superficie de 1,100 mètres, soumises à une ventilation constante, hautes et claires, avec leurs pavés

SALON ET CHEMIN DU CAPUCIN.

en dalles, leurs murs en grès rouge ou en stuc, elles offrent une installation spéciale qu'on chercherait vainement ailleurs.

Non seulement leur nombre permet d'avoir des salles à température différente, mais donne aussi la possibilité d'avoir des salles pour familles et des salles d'isolement.

Enfin des installations spéciales pour une seule personne, admirablement comprises, permettent d'avoir une salle de bains avec douches et une salle d'aspiration avec pulvérisations et douches nasales, le tout précédé d'un vestiaire chauffé.

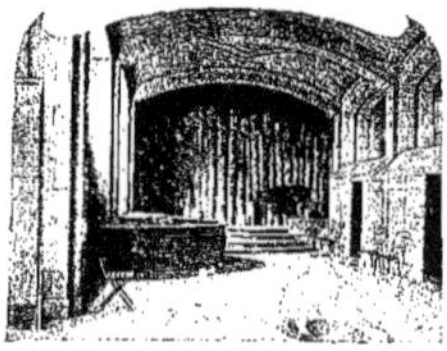

Pour les séances d'inhalation ou de balnéation, qui ont lieu le matin entre 5 heures et 9 heures 1/2, le *costume de flanelle*, compris, comme le fabriquent les marchands de la station est indispensable. Dans leurs salles de vapeur, les messieurs conservent uniquement le pantalon de flanelle à pieds, les sabots, ou caoutchoucs, ou les snowboots et le gilet de flanelle, après avoir laissé au vestiaire leur chemise de nuit, leur veston de flanelle et leur paletot

SOURCE DES CHANTEURS.

d'hiver, dont ils se revêtent pour venir à l'Établissement ou pour retourner chez eux. Dans leurs salles de vapeur les dames gardent le pantalon de flanelle à pieds, les sabots ou caoutchoucs, une chemise de nuit de flanelle fine ou un crêpe de santé recouvert d'une chemise de nuit ordinaire, enfin un jupon léger ; elles déposent au vestiaire leur matinée de flanelle ou de molleton, ainsi que leur manteau d'hiver, dont elles s'enveloppent durant le trajet entre les hôtels et les thermes. En outre, pour ces parcours il est prudent d'employer, suivant l'usage traditionnel, les *chaises à porteurs* de l'Établissement.

SOURCE CÉSAR.

L'heure de ce traitement varie, dans les limites précitées, selon les goûts du malade ; seuls s'y rendent de bonne heure les baigneurs qui préfèrent s'en débarrasser dès l'ouverture des salles, en vue d'excursions matinales, ou ceux qui, à la suite d'insomnies occasionnées par l'asthme ou la toux, ont hâte naturellement d'aller demander aux vapeurs mont-doriennes le soulagement temporaire ou persistant de leur supplice, puis la possibilité d'un sommeil réparateur dès le retour dans leur lit.

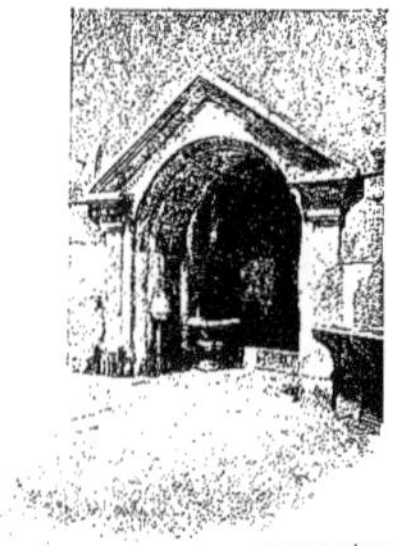

Depuis longtemps le Corps médical, l'Administration thermale et le Conseil municipal du Mont-Dore se sont préoccupés de doter la Station d'un service de désinfection aussi complet et aussi parfait que le comporte l'état actuel de la science. En 1890, l'Administration fit établir une étuve Geneste et Herscher pour la désinfection par la vapeur sous pression, ainsi que des pulvérisateurs pour la désinfection à domicile, faite par une équipe spéciale. Enfin serrant toujours de près les progrès dans cette voie si importante et d'un intérêt si manifeste pour les villes d'eaux, des maîtres d'hôtels ont résolu de se procurer l'appareil de M. Trillat pour la désinfection par l'aldéhyde formique.

0

Ꭰotice Ꭺédicale

Action Physiologique et Thérapeutique des Eaux

L'Eau du Mont-Dore, prise à la source, a une température qui, selon les griffons, varie de 40° à 47° ; au goût, elle a une saveur légèrement piquante, saline, styptique et astringente ; elle provoque à l'épigastre, après absorption, une légère sensation de chaleur. L'observation clinique, d'accord avec l'expérimentation, prouve que c'est une eau *essentiellement reconstituante.*

Son action sur la peau est manifeste, elle augmente les sueurs ; elle est, par contre, peu diurétique, quoique agissant vivement sur les reins et amenant fréquemment des décharges de sables urinaires. Excitante de l'estomac, elle augmente la sécrétion de l'acide chlorhydrique. Sur l'intestin, son astringence se manifeste parfois en provoquant de la constipation.

Décongestion et Sédation

Décongestion — Cette eau reconstituante, astringente dans ses applications locales, est *décongestionnante et sédative.*

Ces actions se manifestent surtout sur les voies respiratoires, sur lesquelles elle a une action caractéristique et sur lesquelles elle agit un peu à la façon des balsamiques ; elle fluidifie et diminue, après la petite poussée du début, les sécrétions, régularise la circulation pulmonaire, calme le système nerveux, surtout en ce qui concerne le pneumogastrique, et amène ainsi la décongestion des poumons et consécutivement l'augmentation du champ respiratoire, la cessation des poussées fluxionnaires et des hémoptysies, la diminution et la guérison de certains emphysèmes pulmonaires tenant surtout à l'obstruction bronchique.

Elle tonifie les voies-respiratoires ; il est de notoriété publique qu'après les saisons du Mont-Dore, *on ne s'enrhume plus ou très peu.*

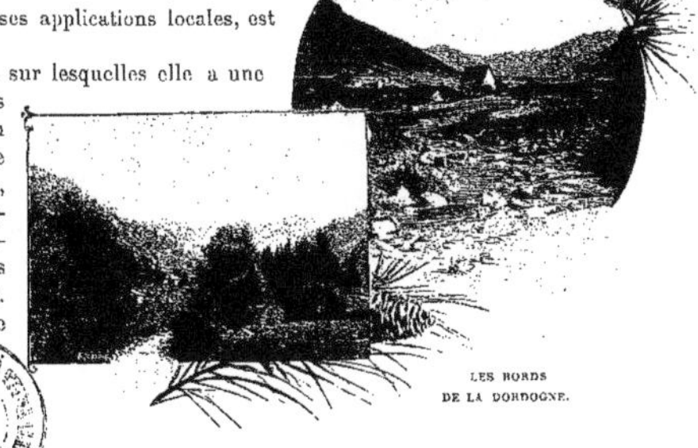

LES BORDS
DE LA DORDOGNE.

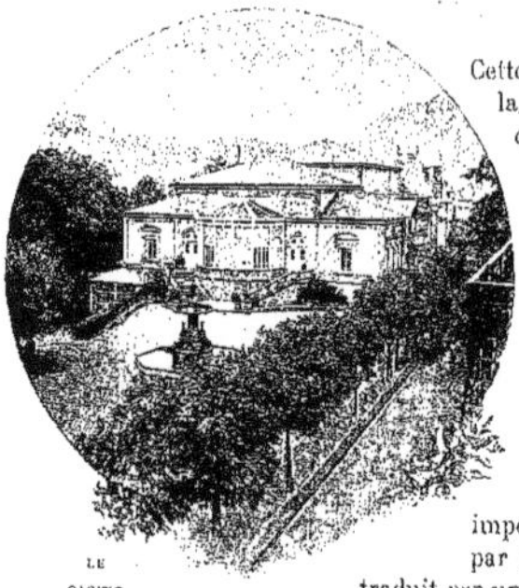

Cette tonification, unie à la sédation, nous fait comprendre que les crises d'asthme disparaissent à la suite des cures du Mont-Dore, indépendamment de l'action salutaire que l'eau exerce sur la constitution des asthmatiques, qui sont pour la plupart des arthritiques nerveux ou des herpétiques ; elle nous fait comprendre aussi la diminution de la toux.

Dans la pratique, ces qualités naturelles sont encore augmentées par les différents modes de traitement auxquels on a recours et qui favorisent la décongestion directement et indirectement :

Directement par l'eau en boisson, par l'aspiration des vapeurs minéralisées, portées au contact immédiat de la muqueuse respiratoire.

Indirectement par les demi-bains hyperthermaux d'une durée de cinq à quinze minutes. Nous devons ajouter que le traitement par les bains hyperthermaux n'est pas purement dérivatif et que son mode d'action est plus complexe.

Les malades plongés dans l'eau naissante, telle qu'elle sort du rocher, chargée de tous ses principes fixes aussi bien que de ses éléments les plus instables (sans qu'on lui ait imposé, comme dans les stations où la température est trop basse ou trop élevée, de modifications par le chauffage ou le refroidissement), éprouvent une sensation de chaleur mordicante qui se traduit par une poussée violente du côté de la peau, une ampleur du pouls avec augmentation du nombre des pulsations et élévation légère de la température.

La suractivité des glandes sudoripares favorise l'assèchement de la plupart des autres glandes (bronchiques, intestinales, etc.). En outre les phénomènes ultérieurs d'excitation générale, qui persistent plus ou moins longtemps et portent spécialement sur les appareils de circulation et d'innervation, stimulent le relèvement de l'activité des échanges organiques et permettent ainsi de provoquer parfois le réveil de diverses fluxions critiques (rappels de douleurs goutteuses ou rhumatismales, de molimens hémorroïdaires ou ménorragiques, d'éruptions diathésiques ou idiosyncrasiques).

On obtient, par ce moyen, chez les *arthritiques*, chez les *herpétiques* dont les manifestations cutanées ont disparu, chez les *catarrheux*, des guérisons qu'aucun autre moyen ne nous donnerait, tout au moins avec la même rapidité. C'est une arme puissante, mais que sa puissance même oblige à manier avec prudence.

Les *bains de pieds*, les *bains de mains*, les *douches chaudes* contribuent encore à la décongestion indirecte.

Sédation. — La sédation, qu'apporte au système nerveux en général et surtout aux voies respiratoires l'eau en boisson, est encore augmentée par l'*action sédative générale* qui résulte de l'emploi des bains tempérés ou des diverses pratiques de l'hydrothérapie tiède ou froide.

L'inhalation des vapeurs (dans lesquelles l'analyse chimique permet de déceler la présence des substances minérales contenues dans l'eau) exerce, à l'égard de l'irritabilité des filets respiratoires du pneumogastrique, une action manifestement sédative plus ou moins prompte et nettement appréciable dans les affections spasmodiques — en particulier chez les asthmatiques — qui concourt efficacement à la *déconyestion indirecte* de l'appareil respiratoire.

La *sédation locale* s'accompagne d'un effet de *déconyestion directe* à l'égard des muqueuses des voies respiratoires, comparable à l'effet qu'exercent certains topiques émollients appliqués sur la surface cutanée.

Ces divers effets ne se manifestent pas également dans les diverses phases du traitement; plus marqués dans la seconde moitié de la saison, ils sont surtout appréciables à la suite de la cure. .

La décongestion, la sédation, l'hyperactivité nutritive, qui sont amenées par l'emploi de l'eau en boisson et des diverses pratiques thermales favorisent la résolution des exsudats. Nous pouvons donc dire de notre eau qu'elle est *reconstituante, décongestionnante, sédative* et *résolutive.*

Indications Thérapeutiques

Arthritisme. — Par leur composition alcaline légère, par l'activité nutritive qu'elles impriment à l'organisme les Eaux du Mont-Dore conviennent à un certain nombre de *manifestations arthritiques,* surtout à celles qui se traduisent par des tendances congestives ou névropathiques.

Herpétisme. — Elles conviennent aux herpétiques, de préférence à ceux dont les manifestations cutanées coïncident ou alternent avec des manifestations sur les voies respiratoires. Par leur action reconstituante elles conviennent aux *organismes en déchéance.*

C'est là la dominante générale de l'indication (indication tirée de l'état constitutionnel), mais à côté se trouvent les indications spéciales tirées des localisations de la maladie et que nous allons passer en revue.

Affections des Voies respiratoires

C'est assurément à l'égard des *voies respiratoires* que se trouvent les indications les plus nombreuses des Eaux du Mont-Dore, lorsque ces affections sont liées à un des états constitutionnels dont nous avons parlé dans le paragraphe précédent.

Rhinites, Angines, Laryngites. — Sont traitées avec succès au Mont-Dore les *maladies du nez,* parmi lesquelles nous citerons d'abord les *fluxions vasomotrices à répétition,* qui commandent si souvent au développement des accès d'asthme, le *rhume des foins,* manifestation essentiellement arthritique, la *rhinite hypertrophique* accompagnée ou non de *phénomènes réflexes,* puis l'*anosmie* lorsqu'elle dépend d'une altération de la pituitaire. De plus les irrigations liquides prolongées, les douches de gaz acide carbonique rendent de grands services aux sujets atteints de *rhinite atrophique.*

9

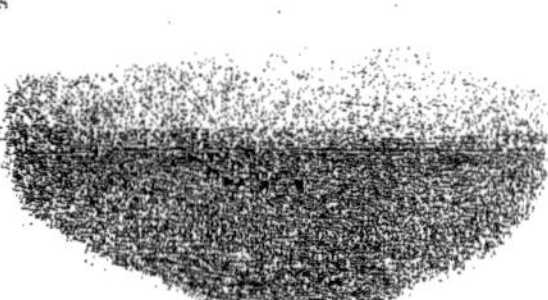

De notre traitement sont encore tributaires le *catarrhe naso-pharyngien*, cause si fréquente de l'*inflammation de la trompe* et de la *surdité*, la *pharyngite granuleuse* avec ses poussées congestives donnant lieu à des sensations locales si pénibles chez les névropathes.

Il en est de même des *manifestations rhino-pharyngées* chez les enfants, qui, sous l'influence des Eaux, s'améliorent rapidement, de même qu'on voit les *amygdales hypertrophiées* diminuer et les *végétations adénoïdes* ainsi que les grosses granulations pharyngées, causées par l'hypertrophie du tissu adénoïdien, entrer en régression.

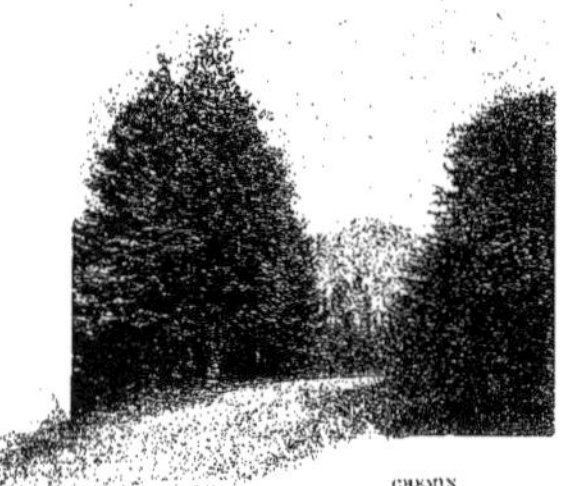

Cette amélioration ne se borne pas à l'état local; celle qui se produit plus tard dans l'état général est peut-être plus marquée encore et c'est souvent à une véritable rénovation physique qu'on assiste.

Sur le *larynx* l'action des Eaux du Mont-Dore est universellement connue. On a pu dire avec raison qu'elles étaient les Eaux des *chanteurs* et des *orateurs*.

Elles rendent les plus grands services aux personnes qui ont l'*organe vocal délicat*, qui sont exposées à un *surmenage professionnel*, qui sont impressionnées par le moindre refroidissement, qu'elles aient soit des *poussées congestives*, soit des *laryngites aiguës à répétition* ou de la *laryngite chronique*.

La médication par les Eaux du Mont-Dore ne se borne pas à décongestionner et à tonifier la muqueuse laryngée et les tissus sous-jacents, elle calme l'élément nerveux. Aussi est-elle indiquée dans les névroses du larynx (toux spasmodique, aphonie nerveuse).

Elle est également indiquée dans certains cas de *laryngite tuberculeuse*, alors que l'infiltration n'est pas très forte, qu'il n'y a pas de sténose laryngée trop prononcée ni de dysphagie et que le malade n'est pas fébricitant.

Bronchites. — Nos Eaux réclament aussi et la *trachéite*, si souvent liée à la pharyngo-laryngite ou au catarrhe des grosses bronches, et les *bronchites*, *bronchite à répétitions*, *bronchite catarrhale*, *bronchite chronique simple* ou *emphysémateuse*, *bronchite tuberculeuse*.

Il faut envoyer au Mont-Dore les tuberculeux de souche goutteuse et arthritique, les herpétiques, surtout si des manifestations cutanées anciennes ont disparu, les malades sujets à des *poussées congestives*, les *hémoptoïques*, qui sont trop sensibles pour être soumis à l'action excitante des Eaux sulfureuses ou chlorurées sodiques (auxquelles doivent plutôt recourir les lymphatiques et les scrofuleux), les *tuberculeux de la plèvre*. qui crachent si facilement du sang. On doit envoyer ces malades à la première ou deuxième période, très rarement à la troisième ; il y a dans ce cas un point délicat qui réclame tout le tact du médecin traitant.

Ne jamais envoyer un tuberculeux en période de fièvre d'*infiltration* ou de *résorption putride* ou de *diarrhée chronique*.

Au point de vue préventif, les jeunes gens chez lesquels l'hérédité et les tendances personnelles font craindre l'envahissement de la tuberculose trouveront dans l'emploi des *Eaux* et dans la cure d'*altitude* les moyens les plus efficaces d'éviter cette redoutable éventualité.

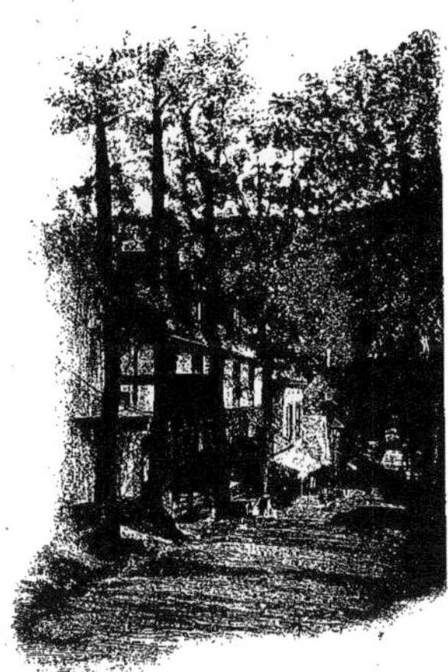

ALLÉE D'ALLONVILLE.

Asthme. — Emphysème. — L'asthme, est à notre avis, la principale indication de la cure du Mont-Dore, et nous n'hésitons pas à affirmer que toutes les formes symptomatiques, que toutes les variétés étiologiques relèvent de nos Eaux. Que l'on ait affaire à un asthme *sec* ou *humide*, avec *catarrhe* et *emphysème* ; que l'origine des crises soit nasale, pharyngée, bronchique, gastrique, utérine ou cutanée, notre traitement essentiellement sédatif agira sur l'élément nerveux, s'opposera à la production réflexe des phénomènes spasmodiques et vaso-moteurs des petites bronches, diminuera l'irritabilité des muqueuses incriminées ou de la peau, en même temps qu'il modifiera le terrain constitutionnel, la *diathèse arthritique*.

Il est d'observation fréquente au Mont-Dore de voir, à la suite d'une seule saison, les malades passer l'hiver sans rhumes et sans crises d'oppression. L'emphysème s'arrête et dans certains cas guérit. C'est dans des faits de ce genre que la régularisation de la circulation pulmonaire, chez des emphysémateux catarrheux, a amélioré des dilatations du cœur droit. A ajouter également au patrimoine du Mont-Dore l'*asthme des foins* ou l'*Hay fever* des auteurs anglais.

Adénopathie bronchique. — Cette affection, à laquelle est toujours liée l'*asthme ganglionnaire* des jeunes sujets, est aussi justiciable du traitement thermal. Dans ce cas, les phénomènes de congestion ou de spasme occasionnés par la tuméfaction des ganglions trachéo-bronchiques disparaissent avec elle sous l'influence de la cure thermale et avec eux cessent non seulement les accès d'oppression mais aussi les toux opiniâtres et quinteuses et les troubles laryngés qui en résultent.

Du reste le Mont-Dore a acquis une réputation notoire dans le *traitement des affections respiratoires chez les enfants* ; nous n'en voulons pour preuves que la citation suivante empruntée aux *Conférences cliniques* du docteur Jules Simon, l'éminent médecin de l'Hôpital des Enfants malades, dont le nom fait autorité dans la science.

« Je considère le Mont-Dore comme une station d'enfants. J'y en envoie un assez grand nombre tous les ans et je n'hésite pas à vous affirmer que jamais je n'ai éprouvé d'accidents par l'emploi de ces Eaux. J'ai toujours obtenu des résultats, souvent des plus remarquables, non seulement dans le traitement des bronchites chroniques, des amygdalites, des pharyngites, mais encore dans la bronchorrée, dans l'emphysème et dans l'adénopathie bronchique. . . . .

« Regardez ces éloges comme empreints de la plus scrupuleuse exactitude. Mon expérience est faite et bien faite sur les vertus des Eaux du Mont-Dore, que je considère comme une des plus grandes ressources dont on puisse disposer dans le traitement des maladies des voies respiratoires chez les enfants. »

11

La *pneumonie chronique*, affection rare, les restes d'*induration*, qu'on voit survenir à la suite de *broncho-pneumonie* infectieuse, trouvent ici un mode de traitement énergique, et on voit les îlots d'induration redevenir perméables à l'air.

Pleurésies. — Les résultats sont encore plus frappants dans les cas de *pleurésie chronique* que dans les *pneumonies*. La résorption d'épanchements anciens et des fausses membranes au bout d'un temps très court de traitement se voit fréquemment, de même que la guérison des *pleurésies sèches*, accompagnées de douleurs de pleurodynie ou de névralgie intercostale.

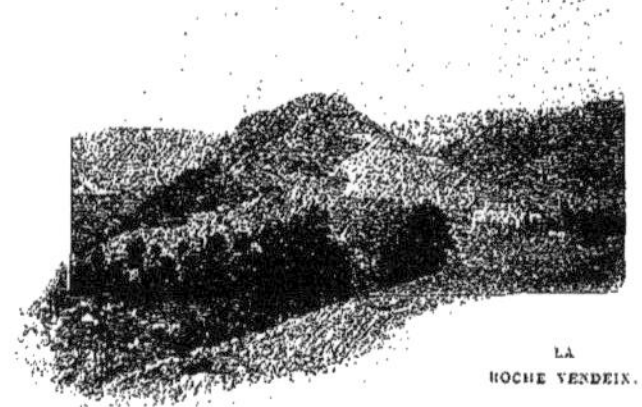

Rhumatismes. — La guérison des rhumatismes a contribué beaucoup à la réputation du Mont-Dore. Le *rhumatisme musculaire*, les manifestations *viscérales* ou *nerveuses*, la *sciatique* y sont guéris ou soulagés. Nous en dirons autant du *rhumatisme articulaire chronique*, des *arthrites*, de l'*hydarthrose*, des *paralysies rhumatismales* ou *nerveuses* et de certains cas de rhumatisme *goutteux* torpide chez des goutteux affaiblis.

Dans beaucoup de ces cas il y a, du reste, coexistence des complications du côté des voies respiratoires. Le traitement est alors doublement indiqué.

Le *rhumatisme noueux* trouve ici une de ses meilleures indications, les malades y seront toujours soulagés et retrouveront en partie les mouvements si l'on n'a pas attendu pour les envoyer qu'ils soient arrivés à une impotence fonctionnelle trop prononcée.

Diabète. — Le *diabète*, ainsi que nous le faisait prévoir l'étude physiologique des Eaux, confirmée ici par la clinique, y est rapidement modifié. On enverra au Mont-Dore de préférence les *azoturiques*, les diabétiques dont l'état de santé ne permet pas l'emploi des eaux alcalines fortes; on y enverra surtout les diabétiques à manifestations bronchiques ou pulmonaires. On sait avec quelle facilité ces malades deviennent la proie de la tuberculose; la cure hâtive du Mont-Dore dès les premiers rhumes, peut parfois les mettre à l'abri de cette terrible maladie.

Enfin certain cas de *chloro-anémie* sont justiciables de nos eaux, surtout si les antécédents héréditaires sont suspects.

Climatologie

La vie pour les baigneurs se passe habituellement à une altitude de 1050 à 1100 mètres, mais en quelques minutes, ils peuvent être facilement transportés à 1300 mètres, au milieu de magnifiques bois de sapins.

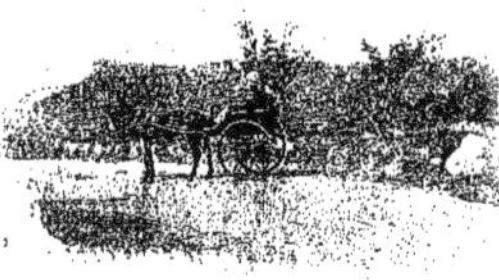

On comprend que dans ces conditions on voit se manifester rapidement les bienfaits du climat de montagnes. Dès les débuts la *suractivité nutritive*, l'activité inusitée des échanges organiques donnent lieu au réveil manifeste de l'appétit et au réveil des fonctions digestives dont la conséquence se traduit par une *action reconstituante* qui s'ajoute à celle plus durable qui est déterminée par les Eaux.

En outre de cette action sur les combustions organiques l'altitude détermine, par la diminution de la pression atmosphérique, un vigoureux appel du sang à la périphérie, amenant ainsi une *décongestion* des organes internes par dérivation ; la raréfaction de l'air augmente le nombre et l'amplitude des respirations. La quantité d'air inspiré étant plus grande, la capacité pulmonaire s'augmente proportionnellement mettant en jeu toute la surface des organes respiratoires et en service actif des zones de poumons jusque-là presque inutilisées; il y a augmentation de la *capacité respiratoire*.

A ces effets s'ajoute encore la tonicité produite par l'abaissement de la température estivale. En été, les chaleurs torrides y sont inconnues, et, pendant qu'en plaine on demeure exposé à une température anémiante, dans ces montagnes le climat reste tonifiant en raison de sa température modérée, de la fraîcheur de ses nuits, et peut-être aussi de son atmosphère ozonisée.

Le Casino

Construit il y a seize ans, pendant la première concession de M. Chabaud, le Casino vient d'être considérablement agrandi ; il comprend une salle de fêtes, dont la rotonde, sur le parc, fait face à la grande Cascade, des salles de lectures avec tous les grands journaux français et étrangers, une salle des jeux, un grand café glacier.

Le théâtre est coquettement décoré et construit dans de fort heureuses conditions d'acoustique : il contient environ 600 places.

Chaque soir, sous l'habile et artistique direction de M. Dirat, une troupe d'élite donne des représenta-

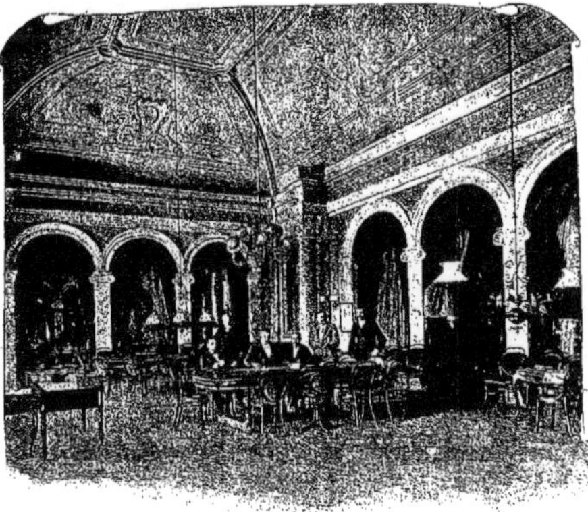

LE GRAND SALON DU CASINO.

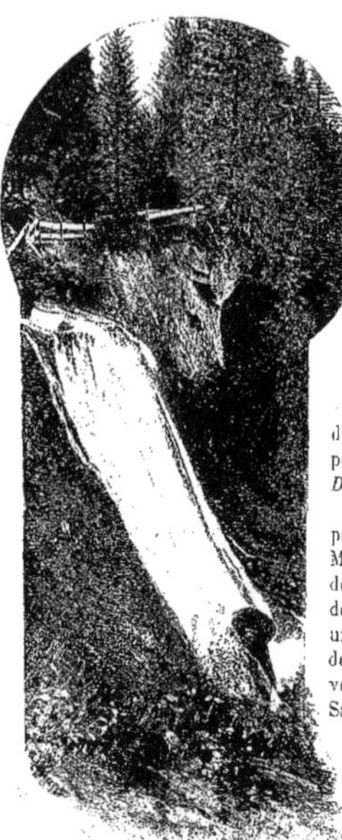

tions variées. L'Opéra, l'Opéra-comique, l'Opérette, le Vaudeville, la Comédie alternent sur l'affiche, et une soirée extraordinaire a lieu à peu près tous les huit jours, tantôt pour une troupe parisienne, tantôt pour un artiste en représentation, tantôt pour les spectacles de gala organisés par les soins de l'Administration thermale.

Les Concerts sont donnés dans le Parc deux fois par jour par un orchestre de première valeur.

Promenades et Excursions

Nous passerons rapidement sur ce sujet, quel que soit d'ailleurs son intérêt, qui nous entraînerait trop loin, renvoyant pour cela le lecteur au *Guide thermal et pittoresque du Mont-Dore*, publié en 1896 par le Syndicat thermal.

Les vues publiées dans cet album feront connaître en partie la variété, le pittoresque des excursions des environs du Mont-Dore. Les cascades ombragées de vieux sapins, les cimes des monts qui environnent le Sancy, les plateaux montagneux dénudés et sauvages, où pousse au printemps en quelques jours un gazon abondant que broutent pendant cinq mois les troupeaux de vaches en liberté, les lacs si curieux de cette partie de l'Auvergne, les excursions à Latour-d'Auvergne, Besse, Murols et Saint-Nectaire, offrent au touriste un ensemble si varié, une succession de paysages si pittoresques que la curiosité du promeneur est toujours tenue en haleine et qu'il emporte de ces diverses excursions un souvenir durable.

CASCADE DU PLAT A BARBE.

CASCADE DU QUEUREUILH.

Mais en dehors d'elles le Mont-Dore a voulu offrir aux baigneurs presque aux portes de leur hôtel, des promenades faciles où, tout en étant distraits par l'éclat du paysage, ils puissent respirer longuement l'air vivifiant des montagnes. C'est dans ce but qu'a été créé, par le Comité Mont-Dorien, cet admirable *Chemin des artistes*, qui déroule pendant 4 kilomètres sous bois son tracé presque horizontal.

C'est encore dans ce but que M. Giraudon, l'habile entrepreneur de notre Établissement, a créé le funiculaire électrique du Capucin. Grâce à lui, en quelques minutes, et à un prix modéré, le baigneur se trouvera transporté à 1300 mètres d'altitude, dans de magnifiques bois de Sapins qui forment au Mont-Dore un parc naturel.

Au salon du Capucin, bien connu de tous ceux qui ont fréquenté le Mont-Dore, on trouvera, outre des jeux divers, des ânes pour faire des promenades dans le bois, une vacherie pour avoir à volonté du lait frais, un café avec les journaux français et étrangers. Enfin des sun-boxes distribués dans la forêt permettront aux malades de faire, dans un paysage admirable, la cure d'air combinée à la cure thermale dont elle est le complément. C'est un progrès considérable pour le Mont-Dore, que bien peu de villes d'Eaux peuvent offrir comme lui, et la Station ne s'arrêtera pas là.

Eaux Minérales du Mont-Dore exportées

Il est de règle, après une cure au Mont-Dore, de faire pendant l'hiver, à domicile, une ou deux saisons au moyen de l'eau transportée.

« Toutes les Eaux du Mont-Dore, placées dans des vases bouchés avec soin, se conservent pendant très longtemps. »
« Jules LEFORT. »

« Les malades à qui les Eaux bues à la source ont réussi, font sagement d'en reprendre à l'entrée ou dans le courant de l'hiver. Elles ajoutent à l'amélioration éprouvée et la rendent plus durable. Je connais des personnes qui, deux ou trois mois après une saison faite au Mont-Dore sans aucun bon résultat apparent, ont été guéries avec promptitude par l'usage des Eaux transportées. Le premier traitement avait imprimé une modification salutaire et préparé les voies à la guérison. »
« Dʳ Michel BERTRAND. »

Les Eaux exportées sont toujours recom- mandées contre la bronchite et la laryngite chronique, enfin contre toutes les irritations dont la poitrine est le siège.

L'Eau des sources : Madeleine, des Chanteurs, Ramond, César, se prend aux repas, froide, dans le vin qu'elle ne décompose pas, et surtout le matin à jeun, chauffée soit au bain-marie, soit avec du lait bouillant.

Caisse de 25 à 50 lit. à raison de 0.60 le litre.
— de 30 à 60 1/2 litres, à . . 0.30 le 1/2 lit.
— de 30 à 60 1/4 de litres, à 0.45 le 1/4 de l.
Emballage compris, port en sus pour toute expédition.

Pâte Pectorale
à l'Eau minérale concentrée
contre les Rhumes, la Toux, les Maux de gorge, etc., etc.

Voies d'Accès

Jusqu'ici les voyageurs à destination du Mont-Dore s'arrêtaient à la gare de Laqueuille, d'où un service d'omnibus et de landaus les transportaient à la station thermale. Aujourd'hui le Mont-Dore est devenu le point terminus d'une ligne de chemin de fer. Les baigneurs et les touristes peuvent ainsi prendre leurs places en wagon à Paris (gare d'Orléans) et ne les quitter qu'au terme de leur voyage.

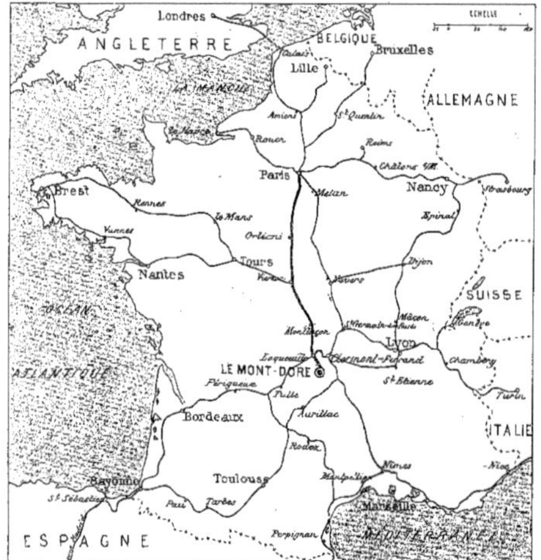

De Paris, de l'Ouest et du Sud-Ouest on se rend au Mont-Dore par le Chemin de fer de Paris-Orléans; l'Est, le Sud-Est de la France et la Suisse sont desservis par le Chemin de fer de Paris-Lyon-Méditerranée (*viâ* Clermont-Ferrand).

Pendant la saison thermale (de Juin à Septembre), la *Compagnie d'Orléans* organise, chaque année, un double service direct de jour et de nuit, qui circule entre **Paris** et le **Mont-Dore** par **Vierzon**, **Montluçon** et **Eygurande**, par la voie la plus directe et le trajet le plus rapide.

Ces trains comprennent des voitures de toutes classes et, habituellement, des wagons à lits-toilette.

La durée du trajet est de 9 heures 1/2 environ.

Billets d'aller et retour. — La Compagnie d'Orléans délivre également, du 1er Juin au 30 Septembre, à toutes les gares de son réseau, pour le **Mont-Dore**, des billets aller et retour réduits de 25 % en 1re classe et de 70 % en 2e et 3e classes sur le double des prix des billets simples.

Durée de validité: **10 jours**, non compris les jours de départ et d'arrivée.

Billets d'aller et retour de famille. — Du 15 Mai au 15 Septembre sont délivrés, dans toutes les gares du réseau d'Orléans, sous condition d'effectuer un parcours minimum de 300 kilomètres (aller et retour compris), des billets d'aller et retour de famille à destination du Mont-Dore.

Durée de validité: **30 jours**, non compris le jour du départ.

DURÉE DU TRAJET DES VILLES SUIVANTES AU MONT-DORE :

Bordeaux	18 heures environ.	Marseille	12 heures environ.
Bruxelles	15 —	Nancy	14
Genève	13 —	Nantes	15
Londres	17 —	Tours	10
Lyon	8 —	Turin	

Imprimerie de l'*Album illustré des Villes d'Eaux et de Bains de mer*, 35, rue Saint-Lazare, Paris

Vues du Mont-Dore et de ses Environs

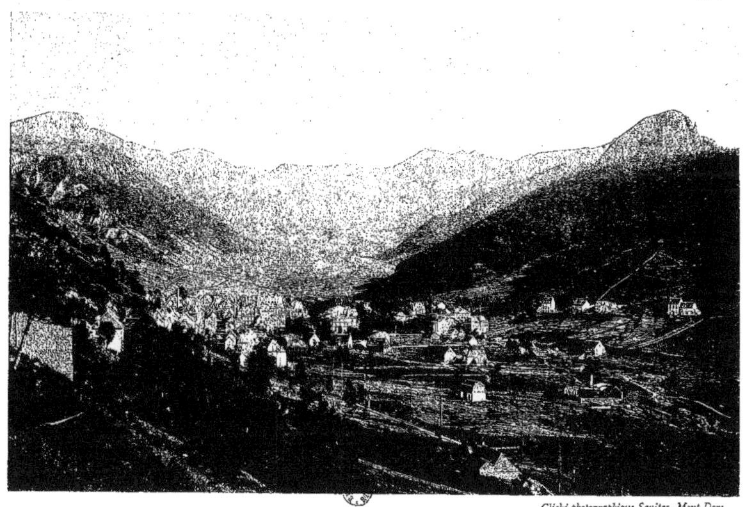

VUE GÉNÉRALE DU MONT-DORE, LE SANCY ET LE CAPUCIN

Phototypie de l'Album Illustré des Villes d'Eaux et de Bains de Mer.

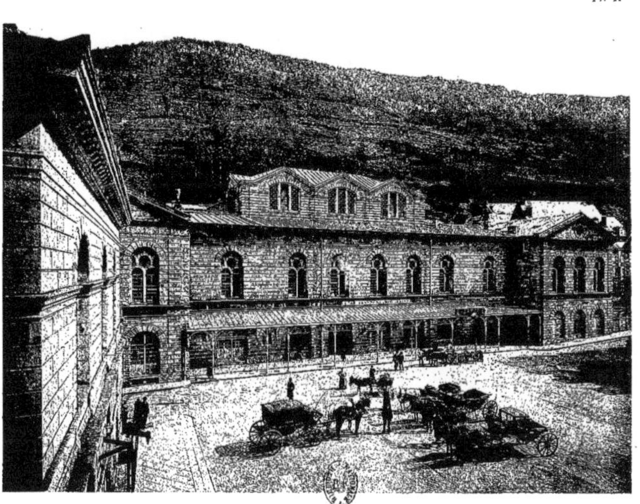

LA PLACE DES ÉTABLISSEMENTS

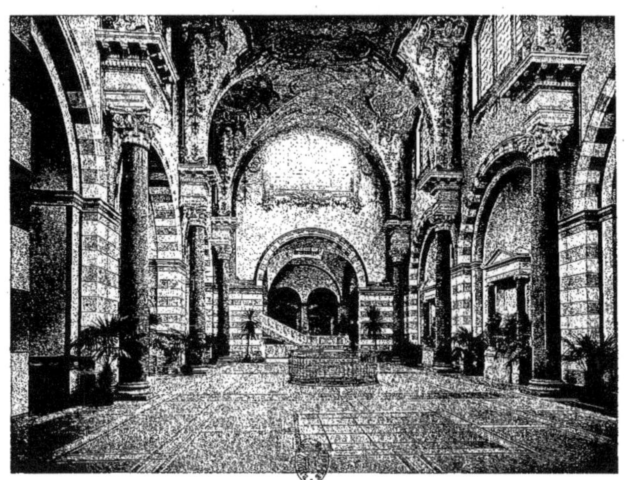

SALLE DES PAS PERDUS DE L'ÉTABLISSEMENT THERMAL

1 2 3

4 5

ÉTABLISSEMENT THERMAL

1. Hall sud. - 2. Escalier de l'aile gauche. - 3. Chaise à porteurs. - 4. Le Pavillon ou Bain romain.
5. Source Madeleine.

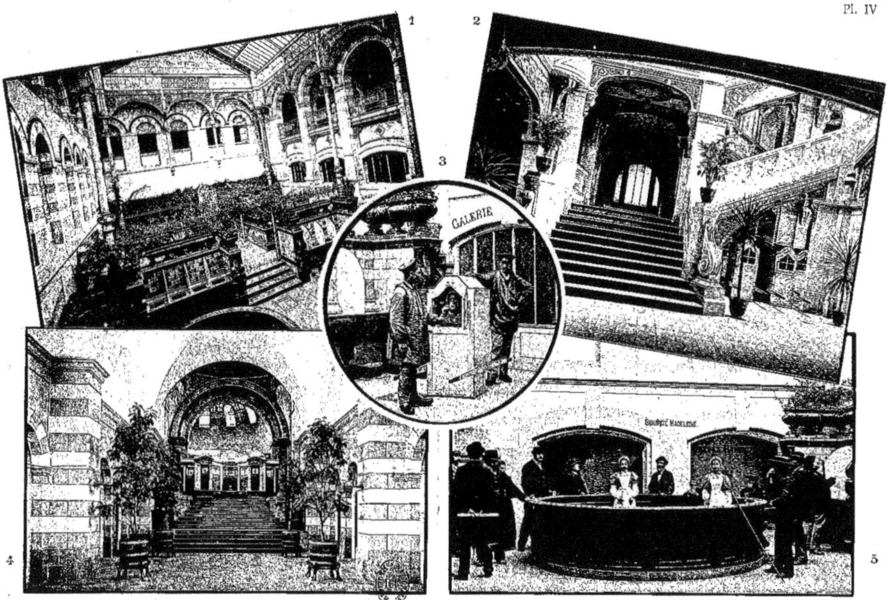

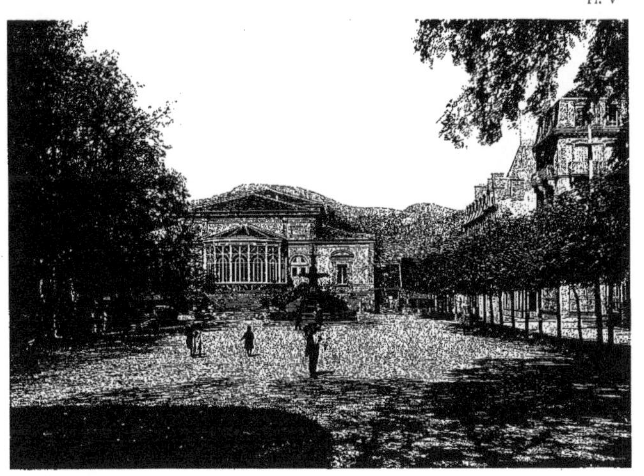

LE CASINO ET LE PARC

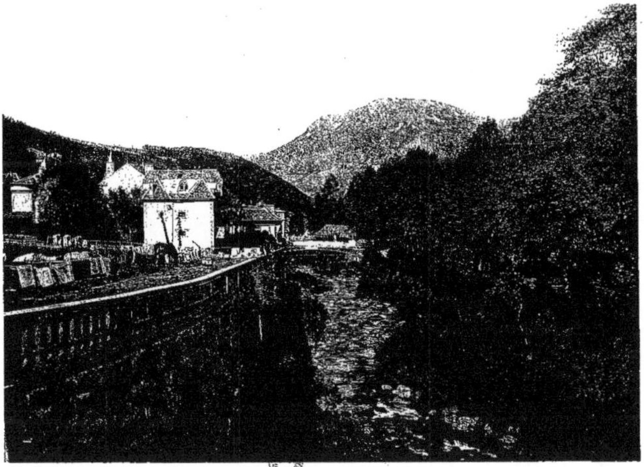

LE PARC, LA DORDOGNE ET LE PUY GROS

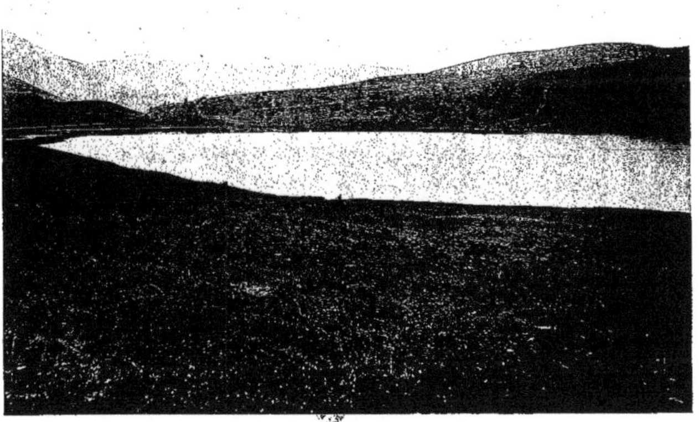

LE LAC DE GUERY ET LES MONTS DORE

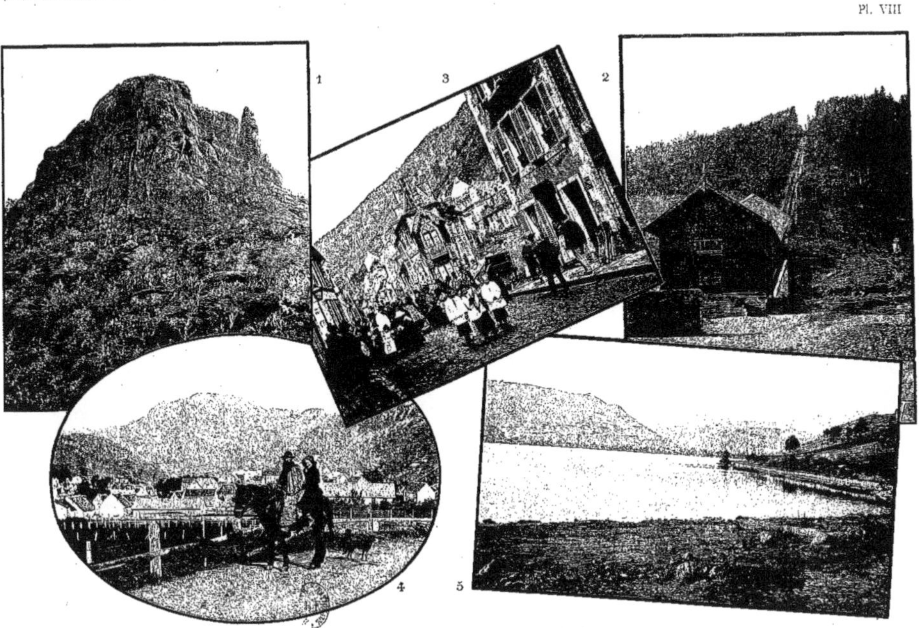

LE MONT-DORE ET SES ENVIRONS

1. Le pic du Capucin. - 2. Le Funiculaire du Capucin. - 3. Procession de la source Saint-Jean.
4. Le Mont-Dore et le Puy gros. - 5. Le lac Chambon et les monts Dore.

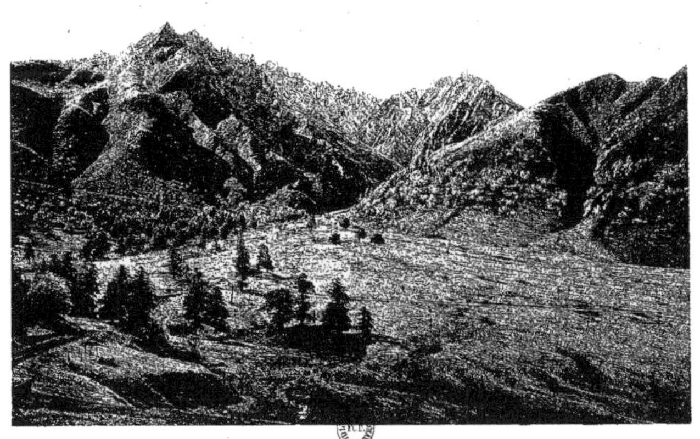

LE SANCY ET LE VAL D'ENFER (Effet de Soleil)

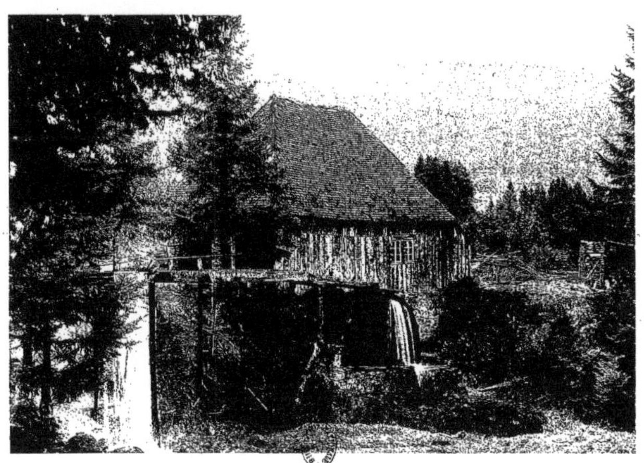

LA SCIERIE DE LA VALLÉE DE CHANEAU

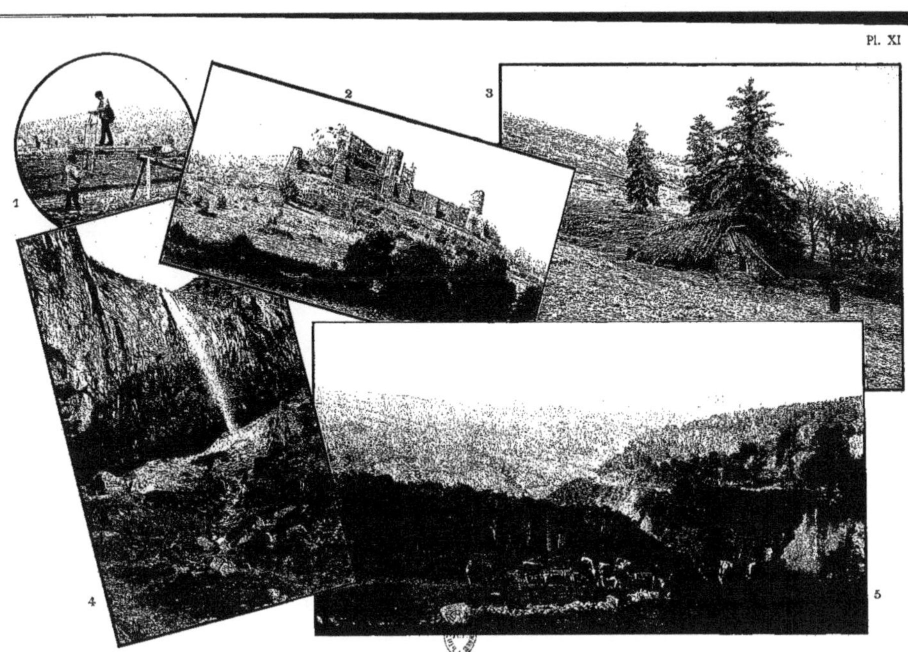

ENVIRONS DU MONT-DORE

1. Sur la route de Latour. - 2. Château de Murols. - 3. Buron du Barbier. - 4. Cascade du Mont-Dore.
5. La route de Clermont-Ferrand (prise du plateau du Rigolet).

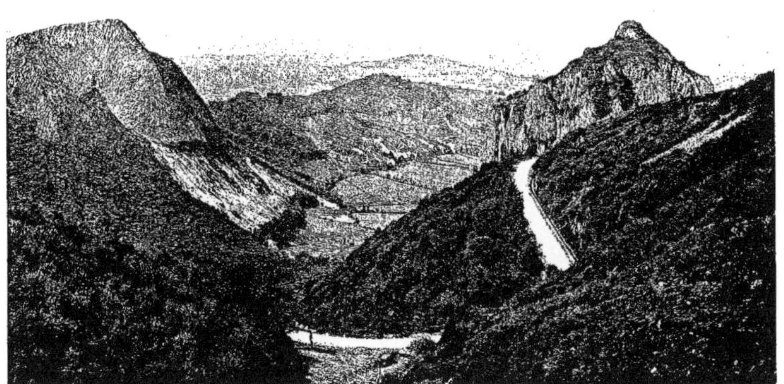

Cliché photographique Sanitas-Mont-Dore.

LES ROCHES TUILLIÈRE ET SANADOIRE

9 782019 316488